# BEI GRIN MACHT SICH IHR
# WISSEN BEZAHLT

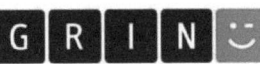

# Stressbewältigung. Möglichkeiten und Belastungsausgleich

## Inhaltsanalyse eines Beitrags über Entspannung

Olivia Keil

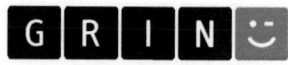

**Bibliografische Information der Deutschen Nationalbibliothek:**

Die Deutsche Nationalbibliothek verzeichnet diese Publikation in der Deutschen Nationalbibliografie; detaillierte bibliografische Daten sind im Internet über http://dnb.d-nb.de abrufbar.

ISBN: 9783346227874
Dieses Buch ist auch als E-Book erhältlich.

Druck und Bindung: Books on Demand GmbH, Norderstedt Germany
Gedruckt auf säurefreiem Papier aus verantwortungsvollen Quellen

Das vorliegende Werk wurde sorgfältig erarbeitet. Dennoch übernehmen Autoren und Verlag für die Richtigkeit von Angaben, Hinweisen, Links und Ratschlägen sowie eventuelle Druckfehler keine Haftung.

Das Buch bei GRIN: https://www.grin.com/document/918848

# Hausarbeit

## *Qualitative Inhaltsanalyse - durchgeführt an einem Beitrag über Entspannung aus dem Ratgeber zur Prävention und Gesundheitsförderung des Bundesministeriums für Gesundheit (2016)*

Modul: Qualitative Datenanalyse

Studiengang: 172 Master Prävention und Gesundheitspsychologie (M.Sc.)

**vorgelegt von: Keil, Olivia**

SRH Fernhochschule

Abgabedatum (online): 24.05.2019

# Inhaltsverzeichnis

# 1. Einleitung

## 1.1. Problemstellung

Die Anforderungen an uns Menschen verändern sich sowohl im privaten Bereich wie auch im Beruflichen fortwährend. Werte- und Generationswandel, die Entgrenzung von Arbeit und Freizeit, persönliche Weiterentwicklung und Selbstverwirklichungsstreben in einer Welt, in der fast alles möglich zu sein scheint sowie technische Weiterentwicklungen und Digitalisierung bringen neue Herausforderungen mit sich, die es durch den Menschen zu bewältigen gilt.

Laut einer Forsa-Umfrage im Auftrag der Techniker Krankenkasse unter 1.200 Personen zur Verbreitung von Stress in Deutschland aus den Jahren 2013 und 2016 stieg das Stressempfinden in diesen Jahren: Während sich im Jahr 2013 noch 20% der Befragten häufig und 37% manchmal gestresst fühlten, waren es im Jahr 2016 bereits 23% und 38%. Dagegen sank die Zahl der selten Gestressten von 29% auf 26%.[1]

Der Mensch ist bis zu einem gewissen Grad anpassungsfähig an sein Lebensumfeld und unterschiedlichste Lebensumstände, wenn auf eine akute Belastung ein Ausgleich folgt, bei dem die Energieressourcen wieder aufgeladen werden können. Erfolgt dieser Ausgleich nicht, können gesundheitliche Beeinträchtigungen entstehen.[2]

## 1.2. Zielsetzung

Es scheint unumstößlich, sich mit dem Thema Ausgleich gegenüber den auf uns einströmende Belastungen zu beschäftigen, wenn wir unsere Gesundheit langfristig erhalten wollen. Das Stressempfinden der Menschen steigt stetig weiter aufgrund sich permanent verändernder Lebensumstände. Die Anzahl von Arbeitsunfähigkeitstagen und Erwerbsminderungsrenten aufgrund psychischer Erkrankungen steigt, weshalb der Thematik Stressbewältigung und Prävention vermehrt Bedeutung geschenkt werden muss.[3]

---

[1] Vgl. *TK* (2016)
[2] Vgl. *Reif, Spieß & Stadler* (2018), S. 4
[3] Vgl. *Reif, Spieß & Stadler* (2018), S. 4

Im Rahmen dieser Hausarbeit wurde daher der Artikel „Entspannung" aus dem Ratgeber zur Prävention und Gesundheitsförderung des Bundesministeriums für Gesundheit aus dem Jahr 2016 gewählt. Inhaltsanalytisch wird hier ausgewertet, welche Möglichkeiten der Stressbewältigung es gibt (Forschungsfrage), um eben diesen Ausgleich zu unseren Belastungen zu schaffen.

## 1.3. Aufbau dieser Arbeit

Zu Beginn dieser Arbeit werden die theoretischen Grundlagen hinsichtlich Stress, Stressoren und Stressbewältigung vorgestellt. Im Methodenteil wird das Vorgehen der inhaltsanalytischen Auswertung des Artikels ausführlich dargelegt. Genutzt wurde zur Kategorienbildung das Programm MAXQDA.

Im Ergebnisteil werden die anhand des Artikels zu den Kategorien zugeordneten Textstellen aufgezeigt. Im anschließenden Diskussionsteil werden diese im Hinblick auf die zuvor genannten Theorien betrachtet und beleuchtet. Abschließend folgt eine Kurzzusammenfassung der Erkenntnisse dieser Arbeit sowie ein Ausblick in die zukünftige Bedeutung der behandelten und angrenzenden Themen.

# 2. Theoretische Grundlagen

## 2.1. Definition und Entstehung von Stress

„Stress ist ein subjektiver, intensiver, unangenehmer Spannungszustand, der aus der Befürchtung entsteht, dass eine stark aversive, subjektiv zeitlich nahe (oder bereits eingetretene), subjektiv lang andauernde Situation sehr wahrscheinlich nicht vollständig kontrollierbar ist, deren Vermeidung aber subjektiv wichtig erscheint."[4]

Stress entsteht hierbei als Reaktion nach einer vorgenommenen Bewertung eines stressauslösenden Reizes entsteht. Über viele Jahre haben sich diverse Fachleute dem Thema Stress aus unterschiedlichen Richtungen angenähert und so verschiedene Stresstheorien entwickelt. Im Rahmen dieser Hausarbeit wird für weiterführende Erläuterungen die transaktionale Stresstheorie von Richard Lazarus und Kollegen, als eine

---

[4] *Schaper* (2014), S. 519

der populärsten Stresstheorien, zurande gezogen. Bei eben dieser wird „Stress als ein Prozess angesehen, der sich aus der Interaktion der Person mit seiner Umwelt ergibt."[5]

Transaktion bedeutet dabei, dass eine ständige Wechselwirkung zwischen einer Person und seiner Umwelt stattfindet. Dadurch wird angenommen, dass das Stresserleben sowohl durch einen Umweltreiz (Reizgegebenheiten) als auch durch die Person (Kognitionen über die entstandenen Reizbegebenheiten) verursacht und beeinflusst wird.[6]

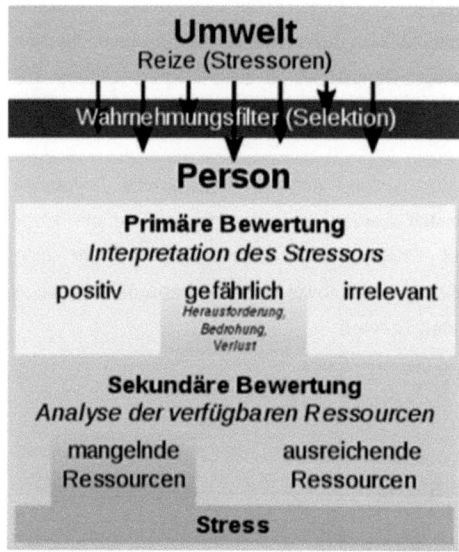

**Abbildung 1:** Das Transaktionale Stressmodell von Lazarus (oberer Teil)
(Quelle: Guttmann (2016). *Stressmodell von Lazarus.*)

Aus der vorstehenden Abbildung wird eben diese Wechselwirkung deutlich. Die Person nimmt den aus der Umwelt kommenden Reiz über ihre Wahrnehmung auf. Im Anschluss finden kognitive Bewertungen dieses Reizes statt.

In der Primärbewertung schätzt die Person die subjektive Bedeutsamkeit des Reizes ein: Dieser kann für sie selbst positiv als Gewinn, negativ als Schaden oder Verlust, Bedrohung oder Herausforderung oder als gänzlich irrelevant wahrgenommen werden. Die Bewertung als

---

[5] *Daniel/Jansen* (2014), S. 54
[6] Vgl. *Daniel/Jansen* (2014), S. 54

Schaden oder Verlust bezieht sich dabei subjektiv eher auf die Vergangenheit, alle weiteren Bewertungsformen eher auf die Zukunft.

In der Sekundärbewertung gleicht die Person die zur Verfügung stehenden individuellen Ressourcen ab, die es der entstandenen Situation entgegenstellen könnte. Dabei können entweder genügend Ressourcen zur Verfügung stehen oder es kann an Ressourcen mangeln. Primär- und Sekundärbewertung laufen dabei hintereinander oder auch parallel zu einander mit wechselseitiger Beeinflussung ab.[7]

„Stress entsteht also immer erst dann, wenn eine Diskrepanz zwischen der Anforderung einerseits und unseren eigenen Bewältigungskompetenzen andererseits besteht. Das Stresserleben ist umso intensiver, je höher die Anforderungen im Verhältnis zur eigenen Leistungsfähigkeit eingeschätzt werden."[8]

Mit dieser Bewertung einher gehen unterschiedliche Gefühlsreaktionen. Wird die entstandene Situation als Schaden oder Verlust erlebt, geht dies oftmals mit Traurigkeit einher. Bedrohung hingegen verursacht Angst.[9] Die Bewertung als Herausforderung kann sich im optimistischen Tatendrang äußern und die Bewertung als Gewinn als Glückseligkeit und Zufriedenheit.

„Ohne die Erfahrung von Stress gibt es keinen Anreiz, neues zu erproben."[10] Durch Stress verursachter Änderungswille kann den Menschen positiv beeinflussen, in dem er neue Dinge ausprobiert und sich in seiner Persönlichkeit weiterentwickelt.

## 2.2. Stressauslösende Faktoren

Ein Stressauslösender Reiz wird als Stressor bezeichnet. „Stressoren sind Anforderungen, deren erfolgreiche Bewältigung wir als subjektiv bedeutsam, aber unsicher einschätzen."[11]

Eine erste grobe Einteilung bietet sich für die Stressoren in sogenannte „Makrostressoren (Entwicklungsaufgaben und kritische Lebensereignisse) und Mikrostressoren (Alltagswidrigkeiten)"[12] an.

---

[7] Vgl. *Daniel/Jansen* (2014), S. 55
[8] *Kaluza* (2012), S. 9
[9] Vgl. *Daniel/Jansen* (2014), S. 55
[10] *Eppel* (2007), S. 15
[11] *Kaluza* (2012), S. 10
[12] *Eppel* (2007), S. 21

6

Eine weitere Unterteilung kann nach Kaluza (2012) in die Folgende gegliedert werden:

- physikalische Stressoren wie Hitze, Kälte oder Lärm,
- körperliche Stressoren wie Schmerzen, Juckreiz, Bewegungseinschränkungen, Erkrankungen, Hunger und Durst,
- mentale Stressoren hinsichtlich Leistungsstreben wie ständiger Zeitdruck, Gefühl der Überforderung und hohe Verantwortung,
- soziale Stressoren wie ungelöste Konflikte mit anderen Menschen, Konkurrenzsituationen, soziale Isolation, Trennungs- und Verlusterfahrungen (S. 8).

Weitere Unterschiede ergeben sich hinsichtlich der Dauer von Belastungen. Es können einerseits zeitlich begrenzte Stressoren sein, die ohne das Zutun der Betroffenen oder durch gut eingesetzte Bewältigungsstrategien zeitnah beendet sind. Jedoch können Belastungssituationen durch nicht enden wollende oder nicht zu bewältigende Stressoren chronisch werden.[13]

## 2.3. Möglichkeiten im Umgang mit Stress

Als Fortsetzung der vorstehenden Abbildung 1 wird nun der zweite Teil der Abbildung dargestellt:

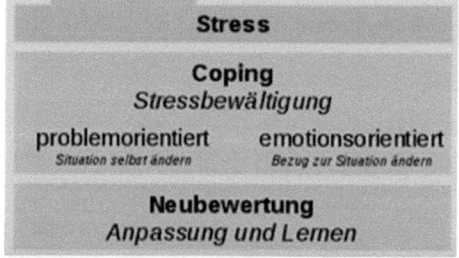

**Abbildung 2:** Das Transaktionale Stressmodell von Lazarus (unterer Teil)
(Quelle: Guttmann (2016). *Stressmodell von Lazarus.*)

Auf Stress zeigen sich unterschiedlichste Reaktionen körperlicher, kognitiv-emotionaler und behavioraler Art.[14] Um das Wohlbefinden und die eigene Handlungsfähigkeit wiederherzustellen, setzt der Mensch verschiedene Arten der Stressbewältigung (sog.

---

[13] Vgl. *Eppel* (2007), S. 26
[14] Vgl. *Eppel* (2007), S. 32

Coping) ein. Bewältigung bedeutet in dem Zusammenhang, „dass eine Situation, die als belastend empfunden wird, weil sie die eigenen Fähigkeiten beansprucht oder übersteigt, durch- und überstanden werden kann"[15]. Daniel und Jansen (2014) unterteilen hierbei in problemorientiertes und emotionsorientiertes Coping (S. 57). Ersteres meint das aktive Eingreifen und Verändern der belastenden Situation, letzteres die Regulation der eigenen Emotionen darüber. Emotionsorientiertes Coping kommt vor allem dann zum Tragen, wenn die Situation schwer kontrollierbar ist.[16]

Je mehr verschiedene Bewältigungsstrategien einem Menschen zur Verfügung stehen, umso größer sind die Chancen, eine Belastungssituation eigenständig durch- und überstehen zu können. Bewältigungsstrategien sind dabei höchst individuell zu betrachten, da jeder Mensch Situationen und Stressoren aufgrund subjektiver Wahrnehmungsfilter und individueller Bewertungen verschieden beurteilt.

Statista führte zu Beginn des Jahres 2019 eine Umfrage zum Thema Bewältigungsstrategien durch. Nach den Ergebnissen dieser Umfrage, greifen 49% der Befragten auf Fernsehen oder Entspannung/Faulenzen zurück. Aber auch verschiedene Hobbys, Bewegung, Ernährung, sich etwas zu gönnen und soziale Aktivitäten wie Freunde treffen werden oft genannt. 15% der Befragten nannten Alkohol (Bier/Wein) als Bewältigungsstrategie; 10% der Befragten gaben Beruhigungsmittel an. Der folgenden Übersicht sind die Ergebnisse detailliert zu entnehmen:

---

[15] *Daniel/Jansen* (2014), S. 56
[16] Vgl. *Daniel/Jansen* (2014), S. 57

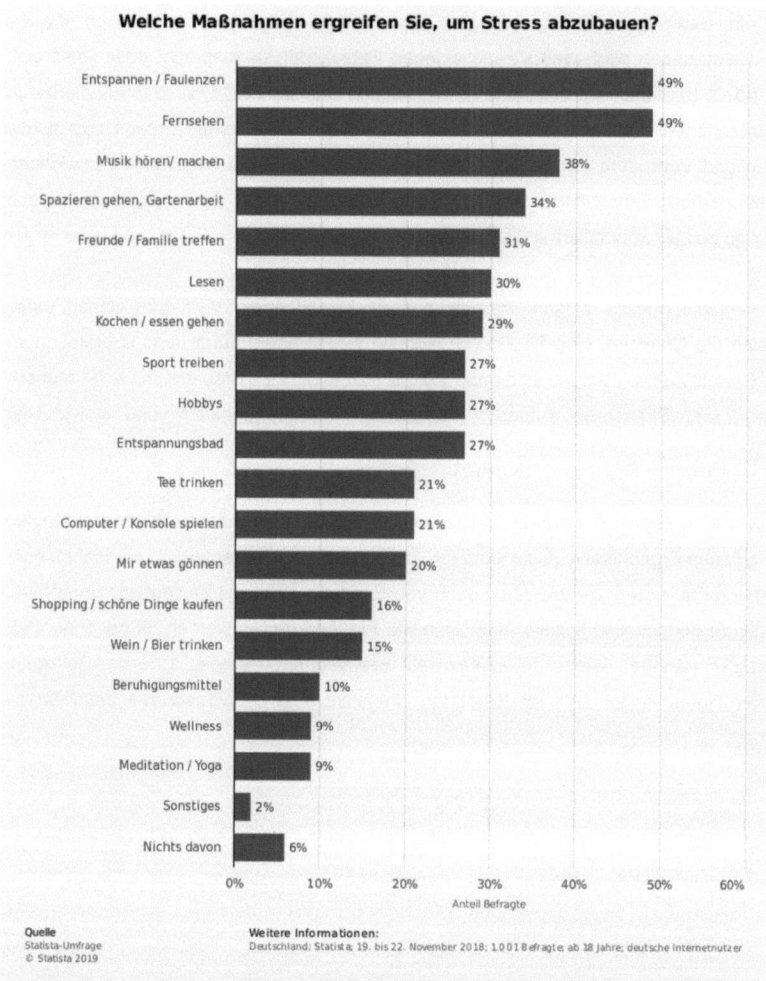

**Abbildung 3:** Umfrage in Deutschland zu den beliebtesten Maßnahmen gegen Stress (Quelle: Statista (2019). *Welche Maßnahmen ergreifen Sie, um Stress abzubauen?*)

## 2.4. Entwicklung der Leitfragen

Im Rahmen der qualitativen Inhaltsanalyse sollen, wie eingangs erwähnt, die Aussagen des Autors bezüglich der verschiedenen Möglichkeiten der Stressbewältigung beleuchtet werden. Folgende Leitfragen dienen bei Sichtung des Artikels zur Beleuchtung der Forschungsfrage:

Was kann ein Mensch tun, um bereits entstandenen Stress abzubauen?

Welche Möglichkeiten der Stressprävention gibt es intrapersonell und im äußerlichen Umfeld, um Stress bereits vor seiner Entstehung abzuwenden (indirekte Stressbewältigung im Rahmen der Prävention)?

# 3. Methodenteil

Nach sorgfältigem Lesen des Artikels über Entspannung aus dem Ratgeber zur Prävention und Gesundheitsförderung des Bundesministeriums für Gesundheit wird entschieden, im Rahmen dieser Hausarbeit die Forschungsfrage „Welche Möglichkeiten der Stressbewältigung gibt es?" anhand der Informationen des Artikels näher beleuchten zu wollen. Aus der Forschungsfrage ergaben sich die zwei unter 2.4. genannten Leitfragen.

Aus diesen heraus werden deduktiv die ersten Hauptkategorien gebildet. Deduktiv bedeutet in diesem Zusammenhang „unabhängig vom erhobenen Datenmaterial [...] auf der Basis einer bereits vorhandenen inhaltlichen Systematisierung gebildet. Dabei kann es sich um eine Theorie oder eine Hypothese handeln [...]"[17]. Gleichzeitig werden unter Zuhilfenahme des Artikels induktiv weitere Kategorien gebildet: Induktiv bedeutet hier, dass die Kategorien direkt aus dem Material gebildet werden.

Folgende Hauptkategorien werden anhand der Leit- und Forschungsfragen nach Lesen des Artikels zuerst benannt:
- Innere Einstellung zur Stresssituation ändern
- Äußere Umgebung verändern
- Soziale Unterstützung suchen
- Ausgleich/Ablenkung schaffen

Kuckartz (2016) empfiehlt die deduktiv gewählten Hauptkategorien in einem Probedurchlauf mit ca. 10% bis 25% des gesamten Auswertungsmaterials zu testen (S. 102), daher werden diese anhand eines ersten Codierungsprozesses bei den ersten drei Seiten überprüft. Genutzt wird hierzu das Programm MAXQDA2018.

---

[17] *Kuckartz* (2016), S. 64

Hierbei fällt auf, dass einzelne Kategorien allgemeiner gefasst und daher umbenannt werden sollen, um eine größere Bandbreite an späteren Unterkategorien einschließen zu können. Gleichzeitig wird die Hauptkategorie Ausgleich/Ablenkung in zwei Hauptkategorien aufgeteilt. Die endgültigen Hauptkategorien im Rahmen dieser Arbeit lauten nun wie folgt:

- Inneres Erleben verbessern
- Energiehaushalt ausgleichen
- Soziale Unterstützung suchen
- Stressoren identifizieren und vermeiden
- Riskante Verhaltensweisen

Parallel zum Codierprozess werden zu den Hauptkategorien zugehörige Memos mit einer Notiz erstellt, wie die jeweilige Hauptkategorie zu definieren ist, welche Ankerbeispiele genannt und welche Regeln zum Codieren formuliert werden, um Abgrenzungsprobleme auszuhebeln. Dies erleichtert die bessere Zuordenbarkeit im Codierprozess.[18] „Unter einem Memo versteht man die von den Forschenden während des Analyseprozesses festgehaltenen Gedanken, Ideen, Vermutungen und Hypothesen. Es kann sich bei Memos sowohl um kurze Notizen handeln […] als auch um reflektierte inhaltliche Vermerke, die wichtige Bausteine auf dem Weg zum Forschungsbericht darstellen können."[19] Die Memos werden generell im Rahmen der fortlaufenden Analyse immer wieder präzisiert und vervollständigt.

Im Anschluss wird der gesamte Text nach den Hauptkategorien codiert. Dabei wird insbesondere darauf geachtet, dass Sinneinheiten zur jeweiligen Kategorie codiert werden sowie in einer Länge, die für sich betrachtet verständlich ist. Unrelevante Testpassagen bleiben uncodiert.[20]

Im Anschluss findet ein Plausibilitätstest hinsichtlich Verständlichkeit der jeweilig codierten Textstellen statt. Nun werden nacheinander alle Textstellen pro Hauptkategorie gefiltert. Aus diesen werden erste Subkategorien identifiziert, geordnet und ggf. zusammengefasst. Induktiv werden weitere Subkategorien gebildet und den entsprechenden Hauptkategorien zugeordnet.[21]

---

[18] Vgl. *Mayring* (2015), S. 97
[19] *Kuckartz* (2016), S. 58
[20] Vgl. *Kuckartz* (2016), S. 102
[21] Vgl. *Kuckartz* (2016), S. 106

Danach werden zu jeder einzelnen Subkategorie Memos erstellt, welche die jeweilige Definition der Kategorie und mindestens ein Beispielzitat zur Verdeutlichung (sogenanntes Ankerzitat) mit Fundort beinhaltet. Der Fundort gliedert sich dabei wie folgt: Seite, Absatz[22].

Im zweiten Codierprozess werden alle Textstellen, die bis dahin den Hauptkategorien zugeordnet sind sowie ggf. weitere aus dem Artikel in die Subkategorien eingruppiert.[23] Wenn Aufzählungen vorhanden sind werden diese doppelt zu verschiedenen Kategorien und Subkategorien codiert.

Im Folgenden sind Auszüge des Codesystems sowie der Summary der codierten Textstellen zu dieser Kategorie dargestellt:

| 2 Energiehaushalt ausgleichen | 0 |
|---|---|
| 2.1 Ernährung | 2 |

---

**2 Energiehaushalt ausgleichen**

Wenn von Möglichkeiten zum Ausgleich des Energiehaushalts gesprochen wird, um eine Stresssituation abzubauen bzw. weniger anfällig zu sein.

Ankerzitat: „Es ist wichtig, mit der eigenen Energie so gut wie möglich zu haushalten und Überbelastungen zu vermeiden." (S. 64, 1. Absatz) „Wer sich wohler fühlt, kann mit Belastungen auch anders umgehen." (S. 65, 2. Absatz)

**2.1 Ernährung**

Alle Textstellen, die verlauten lassen, dass Ernährung zum inneren Gleichgewicht beiträgt sowie Beispiele und Handlungsempfehlungen hierfür.

Ankerzitat: „Eine ausgewogene Ernährung trägt dazu bei, dass Sie sich besser fühlen." (S. 69, 5. Absatz)

**Abbildung 4:** Haupt- und Subkategorie (exempl. Auszug aus dem Codebuch)
(Quelle: Keil (2019). *Codebuch.*)

---

[22] Hinweis: Fettgedruckte, in ihrer Schriftgröße vergrößerte und für sich allein stehende Überschriften werden als Absatz mitgezählt. Fettgedruckte, zugehörig zum nachfolgenden Text gesetzte Überschriften werden mit dem nachfolgenden Text als ein Absatz zusammengefasst.
[23] Vgl. *Kuckartz* (2016), S. 110

| | |
|---|---|
| Energiehaushalt ausgleichen\Ernährung | ausgewogene Ernährung<br>6: 891 - 6: 911 (0)<br><br>Mehrere kleine Mahlzeiten am Tag und ein Mittagessen abseits des<br>Arbeitsplatzes sind sinnvoll. Energie- und nährstoffreiche Nahrung wie<br>Obst, Gemüse, Vollkornbrote, Joghurt oder ein Glas Buttermilch helfen<br>gegen ein Leistungstief.<br>6: 1029 - 6: 1264 (0)<br>2016_BMG_Praevention_Ratgeber verkürzt |

**Abbildung 5:** Zur Subkategorie codierte Textstellen (exempl. Auszug aus der Summary) (Quelle: Keil (2019). *Codebuch.*)

Die vollständigen Dokumente befinden sich am Ende dieser Hausarbeit angehängt.

Die Textanalyse ist hiermit abgeschlossen. Anhand der getroffenen Einteilung kann nun eine kategorienbasierte Auswertung der qualitativen Inhaltsanalyse im anschließenden Ergebnisteil stattfinden.

# 4. Ergebnisteil

Hinsichtlich der nachfolgenden Reihenfolge der qualitativ auszuwertenden Hauptkategorien des gewählten Textes ist anzumerken, dass für ein nachvollziehbares Leseverständnis entsprechend Kuckartz (2016) eine sinnvolle Reihenfolge differenziert zur Reihenfolge des Kategoriensystems gewählt wurde. (S. 118)

## 4.1. Energiehaushalt ausgleichen

„Es ist wichtig, mit der eigenen Energie so gut wie möglich zu haushalten und Überbelastungen zu vermeiden."[24] Diese Aussage führt zu dem Namen dieser Hauptkategorie. Hierunter werden sämtliche Themen gesammelt, die Möglichkeiten zum Ausgleich des Energiehaushalts ansprechen, um einen entstandenen Stresszustand abzubauen bzw. weniger anfällig zu sein. Denn „wer sich wohler fühlt, kann mit Belastungen auch anders umgehen."[25]

Einen großen Teil bilden hierbei die Aussagen zur Subkategorie „Entspannung". Der Herausgeber betont, dass man mit bewussten Pausen Kraft und Gelassenheit gewinnt. Daher soll man sich Zeit nehmen für Ruhepausen und auch einmal Nichts tun. Ein Ausgleich zum

---

[24] *Bundesministerium für Gesundheit* (2016), S. 64
[25] *Bundesministerium für Gesundheit* (2016), S. 65

stressigen Alltag bietet dabei ein entspanntes Frühstück ebenso sehr wie eine Mußestunde am Abend vor dem stressigen Tag.[26]

Gönnt man sich ein wenig Zeit für sich selbst und kann diese auch ohne schlechtes Gewissen genießen, steigert dies automatisch die persönliche Belastungsfähigkeit. Der Herausgeber empfiehlt darüber hinaus, insbesondere die Zeit nach der Arbeit für sich selbst zu nutzen, damit neue Energie getankt werden kann.[27]

Ein besonderer Fokus wird weiterhin in Bezug auf Bewegung gelegt: „Bewegung hilft, Stress abzubauen. Aufgestaute Energie muss entladen werden – am besten durch Sport."[28] Hierbei betont der Herausgeber, dass so ziemlich jede Form der Bewegung geeignet sei und sich die Bewegung bestenfalls gut in den Alltag integrieren lassen sollte. So könnte man beispielsweise von der Arbeit mit dem Fahrrad nach Hause radeln. Es werden jedoch auch der Heimtrainer oder die Beteiligung in einem Verein beispielhaft erwähnt. Auch während der Arbeitszeit sollen kurze Pausen der Bewegung eingeführt werden, das erhöht die Konzentration. Durch regelmäßige Bewegung wird ebenfalls die persönliche Belastungsfähigkeit gesteigert, da sie den Kreislauf ankurbelt.[29]

In jedem Fall soll die Bewegung mit Freude verbunden sein.

Ergänzend hierzu schreibt das Bundesministerium für Gesundheit (2016) weiterhin: „Nur durch Dinge, die Spaß machen, kann man auch abschalten." (S. 64) Dabei müssen es nicht einmal große Unternehmungen sein, man kann auch mit einfachen Dingen beginnen, wie bspw. nach der Arbeit noch ins Kino gehen oder etwas Zeit zum Spielen und Kreativ sein einplanen. Wichtig ist lediglich, dass man eine Abwechslung zum Arbeitsalltag schafft.

Auch einfaches Lachen kann helfen, um Stress abzubauen, weshalb unbedingt viele Anlässe zum Fröhlichsein geschaffen werden sollen. Schöne Erlebnisse bestärken einen für ggf. kommende Belastungen.[30]

Weiterhin dient eine ausgewogene Ernährung zum Ausgleich einer Stressbelastung. Das Bundesministerium für Gesundheit (2016) empfiehlt dabei „mehrere kleine Mahlzeiten am Tag

---

[26] Vgl. *Bundesministerium für Gesundheit* (2016), S. 65 ff.
[27] Vgl. *Bundesministerium für Gesundheit* (2016), S. 69
[28] *Bundesministerium für Gesundheit* (2016), S. 65
[29] Vgl. *Bundesministerium für Gesundheit* (2016), S. 69
[30] Vgl. *Bundesministerium für Gesundheit* (2016), S. 64, 67

und ein Mittagessen abseits des Arbeitsplatzes" sowie „energie- und nährstoffreiche Nahrung wie Obst, Gemüse, Vollkornbrote, Joghurt oder ein Glas Buttermilch" als hilfreich „gegen ein Leistungstief". (S. 69).

## 4.2. Soziale Unterstützung suchen

Der Herausgeber des untersuchten Artikels sensibilisiert an mehreren Stellen, dass man die Dinge, die Spaß machen, allein oder auch mit Freunden und Freundinnen machen kann. Auch Bewegung in einem Verein wird angesprochen.

„Es hilft auch, über Sorgen zu sprechen."[31] So wird empfohlen, sich Zeit zu nehmen für Gespräche mit Freunden, Familie, zum Geschichten erzählen und zuzuhören. Inhaltlich wird hier ein besonderer Schwerpunkt auf die Kinder und Jugendlichen gelegt. „Selbstbewusste Kinder und Jugendliche können über Ihre Probleme sprechen und gemeinsam mit anderen Lösungen entwickeln – auch für die Zukunft"[32].

Voraussetzungen hierfür sind Erwachsene, die zuhören und unterstützend zur Seite stehen indem sie ermutigend und verständnisvoll sind. Vor allem Vertrauen und auch loben zu können sind wichtige Voraussetzungen für das Rückhaltgefühl und den Zuspruch von außen. „So helfen Sie, dass aus Kindern starke Persönlichkeiten werden, die auch belastende Situationen meistern."[33] Insbesondere der Hinweis auf die Notwendigkeit des unterstützend zur Seite stehen wird an drei verschiedenen Stellen erwähnt und daher als wichtig erachtet.

## 4.3. Inneres Erleben verbessern

Der Herausgeber geht weiterhin darauf ein, dass Stress auch positiv sein und zu Höchstleistung antreiben kann, insofern man die Situation und die Anforderungen so sehen will und kann.[34] Es ist also entscheidend, wie jemand die Situation bewertet.

„Wie man mit Überforderung fertig wird, kann man lernen."[35] Und „wer Wege kennt, sich selbst zu helfen, ist zuversichtlicher und empfindet weniger Stress. Angst, Zweifel und Ärger sind

---

[31] *Bundesministerium für Gesundheit* (2016), S. 64
[32] *Bundesministerium für Gesundheit* (2016), S. 67
[33] *Bundesministerium für Gesundheit* (2016), S. 67
[34] Vgl. *Bundesministerium für Gesundheit* (2016), S. 62
[35] *Bundesministerium für Gesundheit* (2016), S. 64

zunächst einmal sinnvolle Empfindungen. Doch man sollte sich nicht davon dominieren lassen."[36]

Gleichzeitig nennt der Herausgeber diverse Handlungsempfehlungen, wie sich die Persönlichkeit dahingehend entwickeln muss und kann, um entsprechend selbstwirksamer mit Belastungssituationen umzugehen. Ein wichtiger Faktor, der im Artikel oft angesprochen wird, ist der Faktor Zeit. So wird an mehreren Stellen erwähnt, dass man sich seine Zeit und Ressourcen gut einteilen und planen soll. Mit klaren Zielen und schriftliche Tagesplänen verliert man nicht den Überblick und bleibt auch entspannt, wenn mal viel zu tun ist. Auf jeden Fall ist wichtig, weniger in Zeitdruck und Hektik zu verfallen, das beginnt schon morgens bei dem aufstehen.

Auch sollte man sich nicht unnötig selbst unter Druck setzen, nicht ständig mehr von sich selbst erwarten, als man leisten kann und damit weniger Leistungsdruck zulassen. Das Streben nach Perfektionismus wird in dem Zusammenhang als problematisch hervorgehoben. Sorgen und Ängste um die Zukunft verstärken diesen psychischen Leistungsdruck. „Manchmal wirkt es befreiend, Misslingen oder Scheitern zu akzeptieren."[37] Insgesamt soll man gelassener werden und mehr auf seine Fähigkeiten vertrauen. Und was zusätzlich auch gut helfen kann: etwas tun, was einen auf andere Gedanken bringt.

## 4.4. Stressoren identifizieren und vermeiden

Das Bundesministerium für Gesundheit (2016) beschreibt in dem Artikel mehrere Ursachen von negativem Stress, die im Hinblick auf die Forschungsfrage relevant sind: „Zeitmangel, Schlafentzug, Lärm, Krankheiten, Schmerzen, Meinungsverschiedenheiten, soziale Isolation, Konflikte in der Familie oder Mobbing am Arbeitsplatz". Stress wird dann negativ erlebt, wenn die körperliche oder seelische Belastung zu groß ist oder wird. (S. 62) Auch „Einflüsse wie [...] unzureichende Beleuchtung, Hitze, Kälte oder Zugluft können sich negativ auswirken."[38] Insbesondere Mobbing wird als unlösbares Problem für die Betroffenen ein zweites Mal erwähnt. Ergänzend hierzu werden auch Konkurrenzverhalten, mangelnde Anerkennung durch Kollegen oder Vorgesetzte, Karrierestreben und Zeitdruck als Stressoren am Arbeitsplatz aufgeführt.[39]

---

[36] *Bundesministerium für Gesundheit* (2016), S. 64
[37] *Bundesministerium für Gesundheit* (2016), S. 64
[38] *Bundesministerium für Gesundheit* (2016), S. 68
[39] Vgl. *Bundesministerium für Gesundheit* (2016), S. 62, 68

Stress wird auch ausgelöst, wenn man sich eingeengt, über- oder unterfordert oder auch von anderen Menschen unterschätzt fühlt.[40] Ebenso bedeutet es Stress für einen Menschen, wenn der eigene Handlungs- und Entscheidungsspielraum zu eng gefasst ist oder Aufgaben unklar oder widersprüchlich sind.[41]

Die meisten Punkte werden hinsichtlich der subjektiven Gedanken in unterschiedlichster Form genannt: „Stress entsteht in der Regel durch das Gefühl, einer Situation nicht gewachsen zu sein. Bereits der Gedanke „ich schaff das einfach nicht" reicht häufig dafür aus."[42] Dieser kann vor allem auch dadurch entstehen, dass man ständig zu viel von sich selbst erwartet und nicht gelernt hat, nicht zu schaffende Ziele einfach fallen zu lassen. So laden sich diese Menschen regelmäßig zu viel auf. Das fängt schon oft im Kindes- und Jugendalter (oftmals auch unfreiwillig durch die Eltern) an, wie das folgende Beispiel zeigt: „morgens früh aufstehen, zur Schule hetzen, sich über Stunden konzentrieren, danach Hausaufgaben erledigen, dann noch Sport oder Musik am Nachmittag, im Haushalt helfen und auf kleine Geschwister aufpassen."[43] Das ist einfach alles zu viel.

Gleichermaßen leiden die Erwachsenen unter den Anforderungen des (Arbeits-)Alltags, kleinen Ärgernissen, privaten Sorgen und der daraus entstandenen Doppelbelastung von Familie und Beruf. Denn auch im Erwachsenenalter strömen viele Dinge gleichzeitig auf uns ein: „das Telefon klingelt ununterbrochen, stündlich kommen 20 neue E-Mails, die Frist für den Auftrag läuft am nächsten Morgen ab und in der Nachbarschaftsabteilung wurde schon wieder jemand entlassen"[44], um nur mal einige auf den beruflichen Kontext genannte Dinge zu bezeichnen.

## 4.5.    Riskante Verhaltensweisen

Einen weiteren Schwerpunkt legt der Herausgeber inhaltlich auf das Zurückgreifen auf fragwürdige Mittel: viele Menschen wissen sich nicht anders zu helfen und versuchen Stress durch riskante Verhaltensweisen wie starkem Alkoholkonsum, Zigaretten oder mit Hilfe von anderen Drogen, Aggressivität oder Verdrängung zu bewältigen.[45]

---

[40] Vgl. *Bundesministerium für Gesundheit* (2016), S. 62
[41] Vgl. *Bundesministerium für Gesundheit* (2016), S. 68
[42] *Bundesministerium für Gesundheit* (2016), S. 62
[43] *Bundesministerium für Gesundheit* (2016), S. 66
[44] *Bundesministerium für Gesundheit* (2016), S. 68
[45] Vgl. *Bundesministerium für Gesundheit* (2016), S. 63

„Etwa ein Viertel der Deutschen raucht, 16 Prozent der Männer und 13 Prozent der Frauen konsumieren Alkohol in gesundheitlich riskanter Weise. Bedenklich ist auch der kompensatorische Gebrauch von Schlaf- und Beruhigungsmitteln."[46] Tabakkonsum wird dabei von Männern und Frauen gleichermaßen zur Stressbewältigung genutzt.

Als moderate Mengen an Alkohol benennt das Bundesministerium für Gesundheit (2016) für Frauen ein kleines Glas Bier und für Männer zwei Gläser Bier zu maximal fünf Tagen in der Woche. (S. 69)

Stress kann auch „starke Gefühlsausbrüche und hohe Reizbarkeit" auslösen, die sich dann in Aggressivität zeigen können, wenn man nicht anders damit umgehen kann. Aber auch Verdrängung ist möglich. „Manche Frauen werden bei Stress eher ängstlich und ziehen sich zurück."[47]

## 4.6.  Beantwortung der Leitfragen

Im Rahmen dieser Hausarbeit wurden inhaltsanalytisch Kategorien hinsichtlich der Thematik Stressbewältigung gebildet, um die nachfolgend wiederholt genannten Leitfragen zur Forschungsfrage zu beantworten:

Was kann ein Mensch tun, um bereits entstandenen Stress abzubauen?
Welche Möglichkeiten der Stressprävention gibt es intrapersonell und im äußerlichen Umfeld, um Stress bereits vor seiner Entstehung abzuwenden (indirekte Stressbewältigung im Rahmen der Prävention)?

Ganz klar positioniert sich das Bundesministerium für Gesundheit hier in verschiedenen Bereichen: Um entstandenen Stress abzubauen, oder auch präventiv vorzubeugen, gibt es viele Möglichkeiten.

So sind eine gesunde, ausgewogene Ernährung, viel Bewegung, Spaß in der Freizeit und auch Erholungspausen wichtig, um den Energiehaushalt in Körper und Geist auszugleichen. Dabei kann auch gute Gesellschaft, die erlebnisreiche Momente, aber auch Rückhalt,

---

[46] *Bundesministerium für Gesundheit* (2016), S. 68
[47] *Bundesministerium für Gesundheit* (2016), S. 63

Unterstützung und positiven Zuspruch bietet, von Nutzen sein. Insgesamt entscheidet vor allem auch die subjektive, intrapersonelle Denkweise über den aktuellen Zustand und die Folgen daraus sehr viel. Stress lässt sich vorbeugen, in dem man an seiner Persönlichkeit arbeitet. Durch Selbstvertrauen, gute Handlungsstrategien und Optimismus lassen sich auch augenscheinlich schwierige Situationen gut bewältigen.

Auch an den externen Stressauslösern kann gearbeitet werden: ist der Mensch sich seiner Stressoren bewusst und kann diese situationsbezogen genauestens identifizieren, kann er sie gleichwohl aktiv verändern oder zumindest zu vermeiden versuchen. Stressoren wie beispielsweise körperliche Schmerzen, Zeitdruck, Lärm, Zugluft und soziale Konflikte müssen dann nicht mehr zwangsläufig erduldet und ertragen werden, wenn sich der Mensch ihrer Wirkung auf sich selbst bewusst ist.

Weniger empfehlenswert, aber dennoch oft genutzt zur Stressbewältigung sind die Verdrängung der Probleme oder Ablenkung bzw. Betäubung durch Alkohol, Zigaretten, Medikamenten oder andere Drogen.

Die in dem Artikel genannten Möglichkeiten, um bereits entstandenen Stress abzubauen oder dem Stress innerlich oder im äußerlichen Umfeld präventiv vorzubeugen, sind damit vielfältig. Je mehr Bewältigungsstrategien ein Mensch kennt und mit diesen auch Erfolge verzeichnen kann, umso flexibler kann er agieren.

## 4.7.   Betrachtung der Ergebnisse im Hinblick auf die Gütekriterien

Kuckartz (2016) benennt folgende neue Gütekriterien für die qualitative Forschung nach Miles und Huberman: Bestätigbarkeit, Zuverlässigkeit, Glaubwürdigkeit und Übertragbarkeit. Diese sind analog der Gütekriterien der quantitativen Forschung einordenbar: Objektivität, Reliabilität und (interne und externe) Validität. (S. 202)

Die im Rahmen der Inhaltsanalyse ausgewerteten Ergebnisse hinsichtlich der beantworteten Leitfragen bestätigen sich in den Meinungen anderer Autoren zahlreicher Publikationen und Studien. Gleichwohl sind die Aussagen des Bundesministeriums für Gesundheit zu unspezifisch, als dass sie sich nicht objektiv bestätigen lassen könnten. Hinsichtlich der Suche nach Stressbewältigungsmöglichkeiten und Resilienz stößt man in der Literatur immer wieder auf die Themen Ernährung, Bewegung, Entspannung, Spaß, soziale Kontakte, Stressoren als veränderbaren Kontext und auch riskante Verhaltensweisen. Angesprochene Möglichkeiten scheinen daher zuverlässig; die Codierung in diese Kategorien ist in sich schlüssig und wiederholt nachvollziehbar.

Im Rahmen der Hausarbeit konnten Studien, Statistiken und Abbildungen verwertet werden, die eben diese Möglichkeiten der Stressbewältigung auch als glaubwürdig und auf verschiedene Fälle übertragbar aufzeigen. Die Gütekriterien für das wissenschaftliche Arbeiten im Rahmen dieser Arbeit sind damit erfüllt.

# 5. Diskussion

Der Herausgeber des untersuchten Artikels bediente mit seinen Aussagen ein breites Spektrum verschiedener Methoden. Die genannten Punkte hinsichtlich des Energiehaushaltausgleichs lassen sich dem Bereich der Stressprävention zuordnen, da sich die subjektive Wahrnehmung der Umweltreize verändert, wenn man ressourcevoller ist. Gleichzeitig dienen Bewegung, gesunde Ernährung, Entspannung und Spaß sowohl zum problem- als auch zum emotionsorientierten Coping.[48] So wie eine Wechselwirkung zwischen dem Menschen und seiner Umwelt stattfindet, existiert diese auch zwischen dem Körper und der Psyche: Gedanken und Stresserleben sind beeinflussbar durch Energieausgleichshandlungen.[49]

Aufgefallen bei der Analyse ist, dass im Vergleich zu den Themen Entspannung, Bewegung und Freizeitspaß der Ernährung nur ein sehr geringer Passus gewidmet wurde. Dafür wurden hierfür jedoch ansatzweise Vorschläge einer gesunden Ernährung genannt, wenn auch unvollständig. Hinsichtlich Bewegung wurden keine weiteren Aussagen darüber getroffen, wie oft, wie lange oder welcher Art diese ausgeübt werden sollte für den größtmöglichen Nutzen. Hinsichtlich Entspannung wurde lediglich auf die Thematiken Ruhepausen und sich Zeit für sich selbst nehmen, eingegangen. Meines Erachtens nach wäre eine kurze weiterführende Vorstellung von derzeit verbreiteten Entspannungstechniken wie beispielsweise die Progressive Muskelrelaxation nach Jacobson[50] sinnvoll gewesen. Denn viele Menschen können selbst in ihren Ruhepausen nicht mehr bewusst abschalten und somit Stress abbauen, dabei ist dies besonders wichtig um gegen Anforderungen gewappnet zu sein.[51] Zudem

---

[48] Vgl. *Eberspächer* (2009), S. 171 f.
[49] Vgl. *Bernatzeder* (2018), S. 18, 38
[50] Vgl. *Eberspächer* (2009), S. 131 f.
[51] Vgl. *Bernatzeder* (2018), S. 24

handelte es sich bei dem analysierten Artikel um einen Artikel über Entspannung – die Knappheit des behandelten Themas ist daher kritisch anzusehen.

Insgesamt finden sich die durch das Bundesministerium für Gesundheit angesprochenen Möglichkeiten der Stressbewältigung auch in der Statistik über die Maßnahmen zum Stressabbau wieder: 49% der Befragten gaben Entspannung/Faulenzen und/oder Fernsehen an, mit 34%iger Häufigkeit wurde Spazieren gehen/Gartenarbeit genannt, Kochen bzw. Essen gehen von 29% der Befragten, 27% treiben Sport, gehen ihren Hobbys nach, nutzen ein Entspannungsbad. Fast jeder Zehnte nannte Wellness, Meditation und Yoga.[52] Die Meditation bleibt im Artikel überraschenderweise gänzlich unerwähnt, obwohl ihr Einfluss auf das individuelle Stresserleben bereits gut erforscht ist.[53]

Ebenfalls gänzlich unerwähnt bleibt die Bedeutung der Atmung: Atmet man ruhig ein und aus, erfährt man beim Ausatmen ein Gefühl des Zusammensinkens und Entspannens.[54] Auch auf die Wichtigkeit von Schlaf wird nicht eingegangen.

Sehr umfassend werden Gedanken zur Auswirkung der Bewertung einer Situation genannt. Das innere Erleben zu beeinflussen spielt laut der Literatur eine immer größere Rolle.[55] Die im Artikel angesprochenen Hinweise lassen sich dem emotionsorientierten Coping zuordnen. Gleichzeitig verändert sich mit steigender Anzahl an Erfahrungen die Persönlichkeit eines Menschen hinsichtlich Selbstwirksamkeit: die Wahrnehmung verändert sich, sodass in der Rückkoppelung die individuelle Stressresistenz und Stressprävention ausgebaut werden kann.[56] Die im Artikel genannten Handlungsanweisungen sind fast ausschließlich auf den Arbeitsalltag bezogen – lassen sich in ähnlicher Weise jedoch auch auf den privaten Alltag ummünzen.[57]

Laut der Statista-Umfrage aus dem Jahr 2019 wählen 31% der Befragten ein Treffen mit Freunden oder der Familie zum Stressabbau. Die Aussagen hinsichtlich sozialer Unterstützung beziehen sich im Artikel fast ausschließlich auf Kinder und Jugendliche. Dies

---

[52] Vgl. *Statista* (2019)
[53] Weiterführende Informationen können aus der folgenden Literatur entnommen werden: *Fuchs* (2011), S. 224 ff.
[54] Vgl. *Eberspächer* (2009), S. 130
[55] Vgl. *Bernatzeder* (2018), S. 22
[56] Vgl. *Esch* (2011), S. 29
[57] Weiterführende Beispiele können aus der folgenden Literatur entnommen werden: *Bernatz-eder* (2018), S. 56 ff.

ist nicht nachvollziehbar, da auch Erwachsene realen oder imaginären Rückhalt und Zuspruch von Anderen benötigen, dies jedoch im Artikel nur unzureichend beleuchtet wird.[58]

Der Herausgeber des Artikels bedient mit den genannten Stressoren, deren Vermeidung oder Verminderung zum Stressabbau führen, alle in der Theorie aufgeführten Stressoren nach Kaluza. Die Beispiele, die das Bundesministerium für Gesundheit dahingehend bringt, sind somit allumfassend vollständig und repräsentativ. Körperliche, physikalische, mentale und soziale Stressoren beziehen sich meist auf den Kontext der Situation und stellen damit die einfachste Form des problemorientierten Copings dar.

Hinsichtlich Handlungsempfehlungen bezüglich Zeitdruck und Karrierestreben war die Abgrenzung zu den Kategorien „inneres Erleben verbessern" und „kognitive Stressoren" ursprünglich nicht eindeutig, da es hier an der intrapersonellen Bewertung liegt, ob die Stressoren tatsächlich im außen so bestehen und zu Recht Stresserleben erzeugen oder nur selbst geschaffen und erdacht sind. Demnach wäre eine Codierung der relevanten Textstellen grundsätzlich, je nach Bewertung und Interpretation, zu beiden Kategorien möglich. Es wurde sinnvollerweise zwischen Ursache und Auswirkung unterschieden: zu den kognitiven Stressoren wurden größtenteils jene Textstellen codiert, die die Ursache für Stressempfinden darstellen während die unter „inneres Erleben verbessern" codierten Textstellen eher Umgang mit dem Stresserleben, im Sinne von echten Handlungsempfehlungen, darstellen. Die Übergänge sind jedoch fließend.

Die im Text umfassend genannten riskanten Verhaltensweisen spiegeln sich auch in der Statista-Umfrage aus dem Jahr 2019 wieder: 15% greifen zur Stressbewältigung zu Wein oder Bier; 10% geben Beruhigungsmittel an. Die Vermutung, dass die Betäubung durch Alkohol, Zigaretten, Medikamente oder Drogen zur Stressbewältigung genutzt wird, hat sich bestätigt. Überrascht hat, dass in dem Zusammenhang Aggressivität und Rückzug als Möglichkeiten der Stressbewältigung genannt worden sind. Gleichzeitig blieben vermutete Verdrängungsmechanismen wie übertriebene Sexualaktivität, Kauf- oder Spielsucht unerwähnt. Das Zurückgreifen auf riskante Verhaltensweisen stellt sowohl problemorientiertes Coping als auch emotionsorientiertes Coping dar, ist jedoch aufgrund damit verbundenen Gesundheitsrisiken nicht zu empfehlen.

---

[58] Vgl. *Dodeler, V./ Fischer, G.-N.* (2013), S. 199 ff.

# 6. Abschließende Worte und Ausblick

Zu Beginn dieser Hausarbeit wurde ausführlich auf die Definition und Entstehung von Stress, der Bedeutung der subjektiven Bewertung, unterschiedliche Stressoren sowie auf die Varianten der Stressbewältigung nach dem Transaktionalen Stressmodell von Richard Lazarus eingegangen.

Das Bundesministerium für Gesundheit spricht in seinem Artikel viele Möglichkeiten der Stressprävention und Stressbewältigung an: Bewegung, gesunde Ernährung, Entspannung, Spaß haben, Freizeitaktivitäten nachgehen, soziale Unterstützung, innere Betrachtungsweise beeinflussen, äußere Stressoren vermeiden oder vermindern sowie Ablenkung, Rückzug oder aktives Aufbauschen von den Problemen als Verarbeitung in Aggressivität.

In der verarbeiteten, weiterführenden Literatur wurden diese Möglichkeiten ebenfalls genannt, wie beispielsweise Reif, Spieß und Stadler (2018) zusammenfassend schreiben: „Um Stress zu vermeiden, können Menschen an ihren Überzeugungen und Denkstrukturen arbeiten sowie berufsbezogene Kompetenzen und Fähigkeiten aufbauen. Organisationen können Mitarbeiter bei der Nutzung individueller Ressourcen unterstützen, Arbeitsbedingungen, Arbeitsinhalt und Führung ressourcenförderlich gestalten und Stressoren eliminieren. Um vorhandenen Stress abzubauen, können Menschen ihre Lebensgewohnheiten positiv verändern, also beispielsweise Bewegung in ihren Alltag bringen. Im Rahmen von Stressmanagementtrainings können sie sich Wissen über Stress aneignen, Kompetenzen zum Zeit- und Konfliktmanagement erwerben sowie kognitiv-behaviorale, entspannungs- oder meditationsbezogene Methoden zum Stressabbau erlernen." (S. 126) Die Nutzung von riskanten Verhaltensweisen geht beispielsweise aus der Statista-Umfrage hervor.

Der untersuchte Artikel stellt einen guten Überblick über die Möglichkeiten dar, es fehlen in ihm jedoch weiterführende Informationen. Hinsichtlich detaillierten Informationen zu persönlichkeitsverändernden Trainings, ganzheitlicher Bewegung und Ernährung sowie Entspannungsmethoden ist weitere Recherche für die Leser notwendig. Aus dem Artikel ist jedoch gut erkennbar, dass diese Lebensstilfaktoren überhaupt relevant sein können für das individuelle Wohlbefinden. Auch hinsichtlich der Bedeutung von Freizeitaktivitäten, Freunden und Familie sowie Sensibilisierung für leicht durch die Betroffenen zu beeinflussende Stressoren und nach Möglichkeit Reduzierung von riskanten Verhaltensweisen wird informiert. Die praktische Relevanz dieser Auswertung ist daher nur teilweise und oberflächlich informierend gegeben.

Neben einzelnen detaillierteren Recherchen stellt sich weiterführend die Frage, wie genau Energieausgleichshandlungen den Körper und den Geist beeinflussen und welche der angesprochenen Methoden am schnellsten oder effektivsten wirkt. Auch die verschiedenen Formen und Wirkungsweisen sozialer Unterstützung wurden in dieser Arbeit keine weitere Beachtung geschenkt, können im Hinblick auf gezielte Stressbewältigung und -prävention weiterführend jedoch interessant sein.[59]

Die Ausgestaltung eines ausgeglichenen Lebensstils ist in der heutigen Zeit unumstößlich, wenn wir unsere Balance zwischen Spannung und Entspannung langfristig erhalten wollen und daher ist es jedem Menschen und jeder Organisation anzuraten, sich mit den im Rahmen dieser Hausarbeit erläuterten Themen auseinanderzusetzen.

---

[59] Weiterführende Informationen können aus der folgenden Literatur entnommen werden: *Bruns* (2013), S. 104 ff.

# Abkürzungsverzeichnis

Wenn Abkürzungen verwendet wurden dann ausschließlich diejenigen, die im Duden zu finden sind. Alle anderen wurden im Text erläutert oder ausgeschrieben.

# Abbildungsverzeichnis

# Quellenverzeichnis

Bernatzeder, P. (2018). *Erfolgsfaktor Wohlbefinden am Arbeitsplatz.* Berlin: Springer Verlag.

Bruns, W. (2013). *Gesundheitsförderung durch soziale Netzwerke.* Wiesbaden: Spinger Verlag.

Bundesministerium für Gesundheit (2016). *Ratgeber zur Prävention und Gesundheitsförderung* (9. Aktualisierte Auflage). *Zugriff am 16.02.2019. Verfügbar unter* https://www.bundesgesundheitsministerium.de/fileadmin/Dateien/5_Publikationen/Praeventio n/Broschueren/2016_BMG_Praevention_Ratgeber_web.pdf.

Daniel, S./ Jansen, L. (2014). *Grundlagen der Gesundheitspsychologie* (1. Auflage). Riedlingen: Studienbrief der SRH Fernhochschule.

Dodeler, V./ Fischer, G.-N. (2013). *Wie Gedanken unser Wohlbefinden beeinflussen.* Heidelberg: Springer Spektrum als Teil des Springer Verlag.

Eberspächer, H. (2009). *Ressource Ich – Stressmanagement in Beruf und Alltag* (3. erweiterte Auflage). München: Carl Hanser Verlag.

Eppel, H. (2007). *Stress als Risiko und Chance* (1. Auflage). Stuttgart: W. Kohlhammer Verlag.

Esch, T. (2011). Neurobiologische Aspekte von Glaube und Spiritualität: Gesundheit, Stress und Belohnung. In Büssing, A. & Kohls, N. (Hrsg.), *Spiritualität transdisziplinär* (S. 23-36). Berlin Heidelberg: Springer Medizin als Teil des Springer Verlag.

Fuchs, B. (2011). Sitzen in Stille, was kann das schon bewegen? Meditieren mit kranken Menschen. In Büssing, A. & Kohls, N. (Hrsg.), *Spiritualität transdisziplinär* (S. 223-229). Berlin Heidelberg: Springer Medizin als Teil des Springer Verlag.

Guttmann, P. (2016). *Stressmodell von Lazarus.* Zugriff am 05.05.2019. Verfügbar unter https://commons.wikimedia.org/wiki/File:Stressmodell_-_Lazarus.svg

Kaluza, G. (2012). *Gelassen und sicher im Stress* (4. überarbeitete Auflage). Heidelberg: Springer Medizin als Teil des Springer Verlag.

Keil, O. (2019). *Codebuch*. Berlin.

Keil, O. (2019). *Summarys – Qualitative Datenanalyse - Entspannung*. Berlin.

Kuckartz, U. (2016). *Qualitative Inhaltsanalyse. Methoden, Praxis, Computerunterstützung* (3. überarbeitete Auflage). Weinheim: Beltz Juventa.

Mayring, P. (2015). *Qualitative Inhaltsanalyse* (12. überarbeitete Auflage). Weinheim: Beltz.

Reif, J./ Spieß, E./ Stadler, P. (2018). Stress verstehen. In Brodbeck, F. & Kirchler, E. & Woschée, R. (Hrsg.), *Effektiver Umgang mit Stress* (S. 1-12, 101-130). Berlin: Springer Nature als Teil des Springer Verlag.

TK. (2016). *Verbreitung von Stress in der deutschen Erwachsenenbevölkerung in den Jahren 2013 und 2016 (Häufigkeitsverteilung)*. Zugriff am 03.05.2019 in Statista. Verfügbar unter https://de.statista.com/statistik/daten/studie/282555/umfrage/umfrage-zur-verbreitung-von-stress-in-deutschland/.

Schaper, N. (2014). Wirkungen der Arbeit. In F. W. Nerdinger, G. Blickle & N. Schaper (Hrsg.), *Arbeits- und Organisationspsychologie* (3. Auflage). Berlin: Springer Verlag.

Statista. (2019). *Welche Maßnahmen ergreifen Sie, um Stress abzubauen?*. Zugriff am 06.05.2019 in Statista. Verfügbar unter https://de.statista.com/prognosen/962176/umfrage-in-deutschland-zu-den-beliebtesten-massnahmen-gegen-stress.

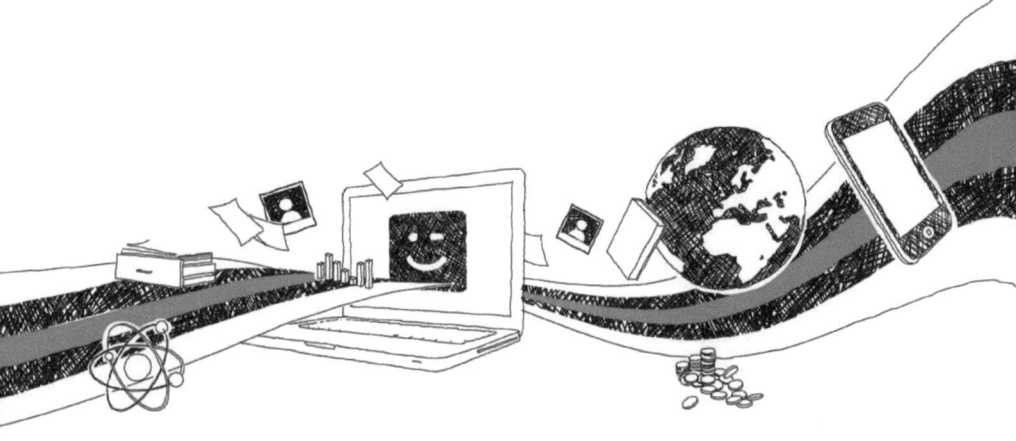
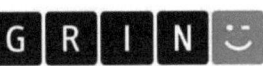